TROIS NOUVELLES OBSERVATIONS

D'HÉMATO-SALPINGITE ET OVARITE

LEUR TRAITEMENT CHIRURGICAL (1)

PAR LE DOCTEUR TERRILLON

Professeur agrégé, chirurgien de l'hospice de la Salpêtrière.

J'ai déjà eu l'honneur de présenter devant l'Académie, dans la séance du 17 juin dernier, un travail basé sur quatre observations de *salpingite* et *ovarite*, guéries à la suite de l'ablation des parties malades par la laparotomie.

M. le professeur Cornil qui avait bien voulu se charger de l'examen histologique des pièces enlevées pendant l'opération, a lu dans la séance du 26 juillet un rapport détaillé sur cette communication. Ce rapport avait surtout pour but de montrer quelle était l'anatomie pathologique de cette affection.

Je viens présenter aujourd'hui trois nouvelles observations, importantes surtout au point de vue des symptômes et de la marche de la salpingite, et de l'utilité de l'intervention chirurgicale complète et radicale.

Les deux premières sont intéressantes à cause du résultat opératoire et de la guérison rapide des malades après la laparotomie. La troisième observation, dans laquelle l'opération radicale a été précédée pendant plusieurs années par un traitement moins énergique, sera d'un enseignement spécial, car elle montrera que l'emploi des moyens palliatifs ne donne pas de résultat satisfaisant pour une affection aussi grave et aussi profonde, et

(1) Communication faite à l'Académie de médecine, séance du 27 septembre 1887.

qu'il vaut mieux recourir aux moyens les plus énergiques pour la combattre.

Obs. I. — *Salpingite et ovarite double. Hématôme de l'ovaire droit. Ablation par la laparotomie. Guérison.*— Mme B..., âgée de trente-huit ans, grande, brune et bien portante pendant toute sa jeunesse, a été réglée à l'âge de quinze ans. Ses règles, peu abondantes, duraient trois jours sans grandes douleurs. Elle se marie à vingt-six ans. Peu de temps après, elle commence à se plaindre de douleurs dans le ventre et dans les reins. Celles-ci paraissaient plutôt diminuer au moment de l'écoulement menstruel. Cependant, à vingt-huit ans, après une grossesse normale, elle eut un premier enfant. Les suites de couches furent parfaites, et Mme B... se rétablit complètement.

A trente-trois ans, en 1881, elle eut un deuxième enfant, mais après une couche pénible et laborieuse qui a été suivie d'accidents notables. Depuis cette époque, c'est à dire depuis cinq ans, l'état de la malade fut continuellement mauvais, et voici les principaux symptômes qui l'ont tourmentée pendant cette période.

Elle éprouvait d'une façon continuelle, une douleur vive dans le bas-ventre, principalement du côté droit, au-dessus du ligament de Fallope. Exaspérée par la marche, cette douleur, qui s'irradiait du côté des reins, devint bientôt telle que la malade fut obligée de garder le lit, et cela depuis deux ans environ. Le plus souvent, les douleurs apparaissaient par crises, survenant principalement la nuit ; elles étaient tellement douloureuses que la malade poussait des cris assez violents pour que les voisins en fussent incommodés.

Les crises douloureuses paraissaient exaspérées au moment des règles, mais celles-ci devenaient de moins en moins abondantes, et dans ces temps derniers, malgré leur régularité, elles étaient presque nulles.

En même temps que la malade souffrait de ces douleurs abdominales, elle éprouvait en urinant des douleurs vésicales extrêmement vives ; un véritable ténesme qui précédait la miction, l'accompagnait et persistait après elle. Les envies d'uriner n'étaient cependant pas très fréquentes, jamais les urines ne parurent altérées.

Les approches sexuelles étaient devenues absolument intolérables et provoquaient des crises douloureuses insupportables.

En même temps que cet état douloureux s'accentuait, survinrent des troubles digestifs et un état nauséeux presque permanent, accompagné de vomissements très fréquents qui rendaient l'alimentation très difficile. Aussi la malade maigrit considérablement et devint très faible.

Une constipation opiniâtre aggravait encore cet état ; cependant la défécation n'était pas douloureuse.

Il est inutile d'ajouter qu'une maladie aussi sérieuse fut soumise aux médications les plus variées : vésicatoires répétés, hydrothérapie, douches vaginales variées, séjour prolongé à Plombières ; mais rien ne parvint à soulager d'une façon continue cette malade, et cela malgré les conseils des spécialistes les plus éminents.

De fortes doses de morphine, prises en injections plusieurs fois par jour, pouvaient seules la soulager.

Mme B... vint consulter M. le docteur Budin, qui, après un examen approfondi de la région du bassin, soupçonna qu'il s'agissait, dans ce cas, d'une de ces affections si communes et si rebelles de la trompe et de l'ovaire.

L'examen que nous fîmes ensemble ne fit que confirmer cette hypothèse.

En effet, par le toucher vaginal, combiné avec le palper abdominal, on constatait manifestement les phénomènes suivants : l'utérus, légèrement dévié du côté gauche, était peu volumineux, suffisamment mobile et à peine douloureux à la pression. Ce n'était donc pas lui qui était la cause principale des accidents douloureux.

Quand on déprimait légèrement le cul-de-sac latéral droit, on percevait nettement une petite tumeur arrondie qu'on limitait très nettement par la main appuyant sur l'abdomen. Elle était manifestement située au niveau du cul-de-sac de Douglas, extrêmement douloureuse à la moindre pression et immobilisée.

En déprimant le cul-de-sac latéral gauche, on provoquait une douleur assez vive à la pression, mais sans percevoir de tuméfaction bien évidente.

La maigreur de la malade permettait de faire ces explorations sans l'emploi du chloroforme et malgré la douleur.

En présence des signes fournis par l'exploration directe, et surtout par l'analyse des symptômes et de la marche de la maladie, il n'y avait pas d'hésitation possible, et il était facile de conclure qu'il s'agissait là d'une affection chronique des annexes de l'utérus, principalement du côté droit.

Nous proposâmes à la malade et à son mari, de pratiquer l'opération nécessaire pour enlever les organes malades. Ils acceptèrent avec empressement.

L'opération fut pratiquée le 13 juin 1887, avec le concours de MM. Budin et Schwartz.

Je fis sur la ligne médiane, au-dessus du pubis, une incision suffisante pour introduire trois doigts. Les intestins furent refoulés ainsi que l'épiploon avec une petite éponge.

Les doigts introduits dans l'abdomen reconnaissent facilement le fond de l'utérus, et bientôt, du côté droit, ils perçoivent sur le côté de l'utérus, mais située assez bas, une tumeur molle, fluctuante et arrondie, coiffée par la trompe utérine et adhérente dans le cul-de-sac de Douglas.

Avec les doigts, en passant au-dessous de la tumeur, les adhérences qui l'unissent au péritoine et au bord de l'utérus sont déchirées lentement, et bientôt je peux attirer au dehors de la plaie abdominale un ovaire transformé en kyste sanguin de la grosseur d'une mandarine, coiffé par la trompe adhérente à sa surface. Le pédicule large et vasculaire qui correspond à la corne utérine droite est lié au moyen de deux cordons de soie disposés en chaîne. A cause du volume du pédicule, j'applique une ligature supplémentaire totale. La trompe et l'ovaire sont ainsi enlevés en totalité.

Allant ensuite à la recherche de la trompe et de l'ovaire du côté gauche, je trouve un ovaire petit et adhérent à la face postérieure du ligament large, à côté du bord de l'utérus, il est coiffé par la trompe qui lui est intimement unie ; le tout rendu très adhérent par de fausses membranes. Ces parties sont détachées avec soin, attirées au dehors et enlevées comme les précédentes, après avoir posé une double ligature en soie au niveau de la corne utérine gauche.

Comme la déchirure des adhérences n'a pas donné une grande quantité de sang, le nettoyage des culs-de-sac est fait soigneusement avec des éponges aseptiques, mais sans pratiquer le lavage avec l'eau bouillie, qui me semble inutile dans ce cas.

La plaie abdominale est fermée avec quatre points de suture. L'opération a duré à peine une demi-heure.

Malgré sa faiblesse, la malade a bien supporté l'opération, et se réveille sans difficulté.

Examen des pièces.— L'ovaire droit, couvert de fausses membranes anciennes était transformé en une poche sanguine remplie de sang noir sirupeux et dont les parois étaient tapissées par de la fibrine ancienne en voie d'organisation. Le reste du parenchyme ovarique était aplati, atrophié en partie ; cependant on trouvait encore de place en place des corps jaunes assez récents.

La tumeur avait le volume d'une mandarine.

La trompe située à la surface de l'ovaire et accolée à lui par des adhérences, était un peu augmentée de volume. Les franges du pavillon paraissaient un peu plus volumineuses et son orifice était rouge, écarlate, tomenteux. Cette trompe ne contenait pas de liquide. L'examen histologique, faite par M. le professeur Cornil, montra qu'il s'agissait ici d'une salpingite simple, inflammatoire, avec une hypertrophie considérable des papilles normales ; celles-ci étaient plus complexes, plus déviées qu'à l'état normal, et remplissaient complètement le calibre de la trompe.

L'ovaire gauche était considérablement diminué de volume,

à peine gros comme le bout du petit doigt, recouvert de fausses membranes blanchâtres qui semblaient le resserrer. Il était blanc, fibreux, et sur une coupe on trouvait des lésions de la sclérose, avec disparition de presque tous les éléments de l'ovaire.

La trompe gauche, enroulée autour de l'ovaire, présentait le même aspect et les mêmes lésions que celle du côté droit.

Les suites de l'opération furent des plus bénignes. La température se maintint uniformément entre 37 degrés et 38 degrés. Sauf quelques ennuis dus à un embarras gastriqué persistant, qui céda à des purgations répétées, la malade n'eut aucun accident.

Depuis l'opération, les douleurs ont complètement cessé, et le 17 juillet, jour de son départ de Paris, elle se déclarait absolument guérie et bien portante. Elle me donna de ses nouvelles par lettres des 4 août, 17 septembre et 2 novembre, et m'annonçait qu'elle avait repris ses occupations et se déshabituait progressivement de la morphine. Ses règles n'ont pas reparu.

Nous étions donc en face d'une salpingite, résultant probablement d'une couche laborieuse datant de cinq ans. Les lésions inflammatoires de la salpingite avaient débordé sur la surface des ovaires qui étaient adhérents au bassin et recouverts de fausses membranes. Celles-ci représentaient la trace d'une pelvi-péritonite très localisée, dont les symptômes n'avaient été évidents à aucune époque ou n'avaient provoqué aucun symptôme grave chez la malade.

Un des ovaires était transformé en hématôme par accumulation du sang dans une cavité creusée dans son parenchyme. L'autre était atrophié, en partie scléreux, ce qui arrive lorsque l'affection date d'un certain nombre d'années.

L'opération chirurgicale seule pouvait soulager et guérir cette malade dont l'état général était presque épuisé. C'est la raison pour laquelle nous avions conseillé l'opération.

Celle-ci a procuré à la malade une véritable résurrection, car elle affirme ne s'être jamais aussi bien portée, depuis qu'elle est rentrée chez elle.

C'est là un exemple très curieux d'un soulagement immédiat et durable, car il arrive souvent que, après de semblables opérations, l'état général s'améliore rapidement, les malades reprennent leur vie habituelle, mais continuent à accuser quelques souffrances pendant quelques semaines ou quelques mois avant la guérison complète et définitive.

La seconde observation est plus intéressante encore, car elle sort du cadre de la clinique ordinaire, elle représente un fait un peu exceptionnel et rare, enfin et surtout, parce que l'intervention chirurgicale fut de toute autre nature ; mais également couronnée de succès.

Obs. II. *Vaste Hémato-salpingite du côté gauche, datant de six ans. Ouverture par la laparotomie. Drainage. Guérison.* — Mlle R..., âgée de vingt-deux ans, jeune fille brune, de constitution assez vigoureuse, n'a jamais eu d'autre maladie qu'une scarlatine très intense à l'âge de dix ans. Les premières règles apparurent à seize ans. Elles furent douloureuses, s'accompagnant d'élancements violents dans le côté droit et, dès ce moment, la malade s'aperçut de la présence d'une petite tumeur dure, grosse comme un œuf, siégeant dans le ventre un peu au-dessus de l'aine droite. Cette tumeur disparut en même temps que l'écoulement sanguin, au bout de quelques jours, pour reparaître, avec les mêmes douleurs, à l'époque menstruelle suivante.

Pendant environ trois ans, ces phénomènes se reproduisirent régulièrement, la tumeur paraissant au début des règles et semblant disparaître à la fin.

Dans l'intervalle, la malade n'avait ni gêne, ni souffrance et se livrait à son travail habituel ; sauf cette dysménorrhée, elle était en parfait état de santé. Elle n'eut jamais de leucorrhée, ni d'interruption des règles. Elle nie toute grossesse ou fausse couche.

Il y a trois ans, en 1884, au moment de ses règles, la malade eut une attaque de nerfs assez violente avec des crises douloureuses plus intenses qu'auparavant et la tumeur qui était périodique, devint permanente. Elle grossit lentement, augmentant de volume au moment des règles, diminuant à peine dans l'intervalle. Les douleurs devinrent quotidiennes, plus vives le soir, exaspérées surtout par le flux menstruel. L'appétit diminua peu à peu. La malade perdit son embonpoint et ses forces, sans cependant être obligée d'interrompre son travail. Elle avait souvent envie de vomir. Ces phénomènes s'accentuant très nettement depuis quatre mois, malgré différents traitements, notamment par l'électricité, la malade consulta le docteur Budin, qui reconnut une tumeur abdominale et l'envoya à la Salpêtrière, où Mlle B... entra le 23 juin 1887.

A son entrée, voici quel était l'état de cette jeune fille.

Lorsqu'on examine l'abdomen, on voit que la paroi antérieure était soulevée à droite par une masse arrondie.

La palpation permet de limiter nettement une tumeur ovoïde, assez régulière, située au-dessus de l'arcade crurale droite, mais empiétant un peu sur la ligne médiane. Dans le sens vertical, elle remonte presque jusqu'à l'ombilic. Le volume de cette tumeur est un peu plus gros que celui de deux poings. Quoique très tendue, elle est nettement fluctuante.

Tout l'abdomen est sonore à la percussion, sauf au niveau de la tumeur.

Par le toucher vaginal, on trouve l'utérus repoussé à gauche en totalité ; il est immobile et presque insensible à la pression. Le col est petit, conique, à ouverture très étroite. Les culs-de-sac antérieur, postérieur et latéral gauche, sont libres. En déprimant le cul-de-sac droit, on sent une masse arrondie, résistante, assez douloureuse. Le palper bimanuel permet de reconnaître à droite l'identité de la tumeur vaginale et de la tumeur abdominale et même de percevoir la fluctuation entre le doigt qui pratique le toucher vaginal et la main qui palpe l'abdomen. Mais il faut pour cela repousser le cul-de-sac vaginal aussi haut que possible. Cette exploration est très douloureuse. Par le toucher rectal, on sent que cette masse refoule la paroi antérieure du rectum, surtout vers la droite, et que celle-ci semble lui adhérer, mais sans pouvoir préciser ce détail.

En présence de ces symptômes : jeune âge de la malade, développement lent, tension de la poche, on pensa à un kyste dermoïde de l'ovaire droit ou à une rétention des règles dans la trompe, mais sans porter de diagnostic plus précis.

Je proposai à la malade une opération radicale, qu'elle accepta aussitôt.

L'opération fut pratiquée, avec l'aide de M. le docteur Routier, le 17 juillet 1887.

Une incision sur la ligne médiane commençant un peu au-dessus du pubis et qui fut prolongée jusqu'au-dessous de l'ombilic permit d'ouvrir l'abdomen. Le péritoine étant incisé, je trouve l'épiploon épais, vasculaire et adhérent très intimement à la tumeur située dans le bassin. Il est détaché avec soin ; une bride plus volumineuse est coupée entre deux pinces. J'introduis alors les doigts dans la plaie abdominale en refoulant toutes ces parties et je peux reconnaître une tumeur fluctuante, violacée, irrégulière, soudée à l'utérus et adhérente dans le fond du bassin, mais n'ayant aucune connexion avec le pubis ou avec le rebord du bassin. Deux anses de l'intestin sont intimement adhérentes à sa partie postérieure. En contournant la tumeur qui occupe surtout le côté droit, on peut en faire le tour, mais le doigt est arrêté vers la partie inférieure de sa grande circonférence par des adhérences intimes.

La tumeur bosselée, irrégulière, ayant la forme et l'aspect d'un intestin rempli de sang, se continue avec la corne utérine et il est évident qu'on se trouve en présence de la trompe droite dilatée considérablement.

Une ponction, pratiquée avec un gros trocart de l'appareil Potain, donne issue à 500 grammes de sang noir, épais, sirupeux, sansodeur.

La poche étant vidée de son liquide, je fais des tentatives de décortication. Les deux anses d'intestin grêle sont détachées avec peine et l'hémorrhagie est assez abondante. Arrivé plus profondément, je trouve la base de la tumeur tellement adhérente au fond du bassin, que toute tentative de décortication doit être abandonnée. La masse volumineuse qui correspond au fond du petit bassin ne peut être extraite sans déchirures et sans faire courir de trop grands risques à la malade. Je me décide alors à ouvrir largement cette poche, à parois assez épaisses mais friables, en protégeant autant que possible le péritoine et en attirant les parois entre les lèvres de la plaie abdominale. L'ouverture large permet de reconnaître une cavité anfractueuse occupant à droite le fond du bassin derrière l'utérus et empiétant du côté gauche.

Cette poche est remplie de masses noires, dures, adhérentes, qui ne sont autre chose que de l'hématine déposée dans le fond. Ces masses sont enlevées lentement avec de la ouate hydrophile fixée sur des pinces. Après une demi-heure, je parviens à extraire environ 200 grammes de cette substance noire, dure, terreuse, composée par du sang durci.

Le nettoyage étant assez complet et les parois ayant peu saigné, j'enlève encore des masses de fibrine organisée tapissant la poche par place. Un raclage énergique achève d'enlever une partie des débris.

Je termine l'opération en soudant les bords de cette poche, après en avoir réséqué une partie, aux bords de la plaie abdominale, avec quinze points de suture au fil d'argent.

Des précautions spéciales sont prises pour ne pas la déchirer du côté supérieur, au niveau de la cavité abdominale, car elle est mince et friable.

Le péritoine avait été nettoyé avec soin avant d'isoler la poche. Celle-ci est ensuite lavée à grande eau, puis touchée avec de la ouate imbibée de liqueur de van Swieten. Je la saupoudre de poudre d'iodoforme et la remplis de gaze iodoformée, sans mettre de drain. Un pansement extérieur, avec de la ouate sublimée, complète l'opération. Celle-ci a duré une heure trois quarts.

Avant de terminer l'opération, j'avais exploré avec le doigt le côté gauche du bassin, où j'avais rencontré l'ovaire et la trompe unis par de fausses membranes anciennes, mais aplatis, adhérents, sans faire de saillie. Je ne jugeai pas à propos de faire une tentative pour les enlever, car cela me semblait impossible.

La malade eut une syncope prolongée après avoir été remise dans son lit, mais elle fut bientôt ranimée. Les suites de l'opération furent très simples ; il n'y eut pas de réaction fébrile et la température ne dépassa pas 37°,8. Le pansement fut renouvelé tous les deux jours en prenant toutes les précautions antiseptiques possibles et, le 28 septembre, la poche était rétractée de plus des trois quarts et n'avait pas donné une goutte de pus.

Actuellement, 10 novembre, la malade est sortie de la Salpêtrière. Elle a engraissé de plus de 20 livres, et est fraîche et très bien portante. Au niveau de la plaie abdominale existe encore une petite fistulette de 3 à 4 centimètres, reliquat fréquent de l'oblitération de ces grandes poches, mais elle donne à peine quelques gouttes de liquide et se comblera bientôt. Un phénomène curieux s'est produit déjà deux fois ; au moment de ses règles, une petite quantité de sang s'est écoulée par la petite plaie, dont le fond correspond à la poche dans laquelle se faisait l'écoulement menstruel pendant la période de rétention.

Cette vaste hémato-salpingite remontait à six ans, époque du début des règles chez cette malade. Elle avait présenté un développement intermittent. Ce fait est assez fréquent et noté dans d'autres observations. La poche se remplissait au début des règles pour se vider probablement lentement et successivement par l'ouverture utérine de la trompe ; puis, sous une influence inconnue, la tumeur sanguine était devenue permanente par fermeture de l'orifice utérin de la trompe. Depuis cette époque, elle augmentait lentement, mais progressivement.

La nature du sang altéré, les dépôts d'hématine et de fibrine qui tapissaient la poche, montrent bien le caractère de la lésion.

Comme cause de cette altération des ovaires et des trompes, je crois que, à l'exemple de Lawson Tait, on peut incriminer la scarlatine grave qui, à l'âge de dix ans, a dû retentir sur l'ovaire et les trompes. L'altération de ces organes n'ayant pas permis leur fonctionnement parfait au début de l'établissement des règles était la cause de l'accumulation du sang dans une des trompes. Cependant cette hypothèse demanderait une démonstration plus rigoureuse ; aussi je n'insiste pas.

J'appelle surtout l'attention sur l'intervention chirurgicale incomplète, qui est due à l'ancienneté des adhérences que la tumeur avait contractées avec le bassin. Leur volume et leur étendue rendaient l'ablation totale impossible. Cela explique la résolution que j'ai prise de traiter cette tumeur sanguine par le même moyen que les abcès profonds de cette même région et dévu loppés aux dépens des mêmes organes, et dont j'ai signalé deux exemples à la Société de chirurgie en juillet 1887. Ces abcès avaient été ouverts et guéris à la suite de la laparotomie en soudant la poche largement ouverte et nettoyée, à la paroi abdominale.

On remarquera aussi l'abondance des matériaux solides du sang occupant le fond de la trompe dilatée et indiquant l'ancienneté des dépôts primitifs.

Ma troisième observation, quoique étant de date plus ancienne, est semblable par plusieurs côtés à la précédente. Elle devait trouver place à côté des deux autres à cause de l'enseignement spécial qu'elle nous fournira à propos de la marche et du pronostic de l'hémato-salpingite.

Ici le traitement chirurgical que les circonstances m'ont forcé d'employer pendant plusieurs années, a été moins hardi et moins dangereux, mais aussi le résultat est resté incomplet, ainsi que le montrera la fin de l'observation, et a nécessité une opération radicale.

Obs. III. *Hémato-salpingite à répétition datant de six ans. Ponctions aspiratrices répétées. Amélioration.* — Mme V..., âgée de trente ans, jouissant d'une assez bonne santé jusqu'en 1881. Elle avait alors vingt-quatre ans.

Réglée à l'âge de seize ans, elle a vu toujours régulièrement jusqu'à son mariage, à l'âge de vingt-deux ans.

Peu après cette époque, elle remarque que ses règles étaient accompagnées de douleurs vives, principalement dans le côté droit du ventre. Il n'y avait eu ni grossesse ni fausse couche évidente.

En 1881, trois ans après son mariage, elle éprouva subitement des douleurs dans le ventre avec vomissements légers, et en somme les signes évidents d'une péritonite localisée.

Depuis cette époque, les règles devinrent beaucoup plus douloureuses et si peu marquées, qu'elle ne perdait que quelques gouttes de sang. Le ventre était toujours sensible, elle se plaignait d'un état nauséeux particulier. La malade remarqua aussi que son ventre augmentait visiblement. Plusieurs médecins, consultés à cette époque, l'examinèrent avec soin et conclurent à la présence d'un phlegmon chronique dans le ligament large du côté droit, où on sentait une tuméfaction manifeste.

Pendant près de trois ans, la malade fut soumise aux médications les plus variées : vésicatoires, révulsifs divers, bains, etc. On lui appliqua même sur la paroi abdominale, en bas, du côté droit, un cautère qui durait depuis six mois.

La malade n'obtint aucune amélioration et l'état général s'affaiblissait graduellement.

Le 10 janvier 1884, elle me fut adressée par le docteur Dourlan (d'Argenteuil).

En palpant l'abdomen, je trouve, à droite, au-dessus de l'arcade de Fallope, mais séparée d'elle par un espace libre, une tumeur arrondie, plongeant dans le bassin, rapprochée de la fosse iliaque et arrivant à peine jusqu'à l'ombilic. Cette tumeur est assez manifestement fluctuante, malgré la tension de la poche.

Par le toucher vaginal, je constate que l'utérus est fortement repoussé à gauche et immobilisé. Le cul-de-sac postérieur n'est pas effacé, ni le cul-de-sac droit ; mais si on déprime ce dernier avec le doigt, on trouve une masse arrondie, occupant tout le côté latéral du bassin et qui se continue avec celle perçue à travers la paroi abdominale. Saisie entre les deux mains, la tumeur semble avoir le volume d'une tête de fœtus, elle est immobile, ne présente aucune connexion intime avec le cul-de-sac vaginal, elle est fluctuante.

Le toucher rectal permet de reconnaître la même tumeur située assez haut et comprimant le rectum, surtout à droite.

D'après l'analyse des symptômes, la marche de la maladie, l'absence de fièvre vespérale et surtout à cause des signes fournis par l'examen local, je pensai qu'il s'agissait là d'une rétention de sang dans la trompe droite fortement dilatée.

Je proposai à la malade de vérifier le diagnostic au moyen d'une ponction exploratrice, mais je dus attendre quelques jours afin de laisser cicatriser la plaie entretenue par le cautère.

Le 14 janvier 1884, quelques jours après les règles, par conséquent après la période la plus douloureuse pour la malade, une ponction pratiquée avec l'appareil Potain donna issue à 420 grammes de sang noir, sirupeux. La ponction avait été pratiquée sur la partie la plus saillante et la plus mate de la tumeur, à deux travers de doigt du dessus de la partie médiane de l'arcade de Fallope à droite, avec tous les soins de propreté usités en pareil cas. Soulagée instantanément, la malade put se lever après quelques jours et reprendre ses occupations, ce qu'elle n'avait pu faire depuis longtemps.

La tumeur, grosse comme le poing, était encore facile à sentir dans la partie droite du bassin.

Le 8 février, vingt-quatre jours après cette première ponction, les règles survinrent à l'époque ordinaire, mais la malade avait à peine perdu quelques gouttes de sang que les douleurs apparurent dans l'abdomen comme auparavant, très violentes et survenant par crise.

Comme toujours, les règles ne fournirent que quelques gouttes de sang.

Lorsque je revis la malade quelques jours après, la tumeur abdominale, reformée en partie, était douloureuse à la pression et redevenue nettement fluctuante. Il était donc évident que, au moment des règles, cette poche s'était remplie de sang comme auparavant. La malade se refusant à toute autre intervention que les ponctions, je fis une seconde ponction le 15 février, elle donne 150 grammes de sang presque rutilant, moins noir que le précédent.

Le soulagement est immédiat, les douleurs et les nausées disparaissent, et quelques jours après, on perçoit toujours une petite masse dure dans le côté droit du bassin.

Les trois époques qui suivirent présentèrent les mêmes phénomènes et les mêmes péripéties : douleurs vives pendant les trois premiers jours des règles, perte de sang insignifiante, réplétion de la poche. Chaque fois, une ponction pratiquée quelques jours après les règles donna de 100 à 200 grammes de sang sirupeux plus ou moins foncé.

Le soulagement procuré par la ponction durait ordinairement jusqu'aux prochaines règles.

J'avais exploré attentivement l'utérus et sa cavité, et j'étais certain de la perméabilité de cet organe. Cependant, craignant qu'un certain degré d'atrésie de l'orifice du col ne fût la cause de l'issue difficile du sang des règles, je pratiquai avec ménagement et toutes les précautions nécessaires, une dilatation du col avec la laminaire, quelques jours avant les règles. Malgré cette précaution et quoique la perméabilité du col fût ainsi assurée, les règles ne vinrent pas plus abondantes et les mêmes caractères douloureux se reproduisirent.

A partir du mois de septembre 1884 jusqu'en janvier 1885, les douleurs furent un peu moins vives au moment des règles et il sembla que la poche se remplissait moins complètement.

Mais en janvier 1885, les mêmes accidents violents reparurent, la poche se remplit abondamment et une ponction pratiquée le 24 janvier 1885, fournit 350 grammes de sang noirâtre et sirupeux.

Une nouvelle accalmie eut lieu jusqu'en mars, où les mêmes accidents nécessitèrent une ponction de 235 grammes. Mais à partir de ce moment, un soulagement durable, une période de calme relative survint, les règles, quoique très douloureuses, étaient en partie supportables. Cet état dura jusqu'au 17 mai 1886. La poche s'étant remplie et les douleurs augmentant, je fis une ponction de 200 grammes.

Enfin, nouvelle période de calme avec douleurs modérées jusqu'au 10 novembre 1886, où une ponction donna 135 grammes.

Le tableau suivant permettra de voir exactement les intervalles des ponctions, le nombre des règles qui les a séparées et la quantité de sang retirée.

1884, 14 janvier.			420 grammes.
— 5 février.	Après 1 règle.....	170	—
— 28 —	— 1 —	105	—
2 mai.	— 2 —	215	—
— 14 juillet.	— 3 —	262	—
— 27 septembre.	— 2 —	155	—
1885, 24 janvier.	— 5 —	350	—
— 6 mars.	— 1 —	235	—
1886, 17 mai.	— 15 —	200	—
— 10 novembre.	— 6 —	135	—

On peut voir ainsi que la poche a notablement diminué, puis-que, après un intervalle de quinze règles, je n'ai retiré que 200 grammes de sang, et après un autre intervalle de six épo-ques, la ponction n'a plus donné que 135 grammes.

Depuis la dernière ponction, novembre 1886, j'ai revu la malade à plusieurs reprises, et j'ai constaté que la tumeur est moins grosse et moins nettement fluctuante.

Mais les règles sont toujours insignifiantes et aussi doulou-reuses ; heureusement que l'état général reste assez bon, malgré ces douleurs constantes dans l'abdomen.

Il m'a semblé, au moment du dernier examen, que le côté gauche devenait progressivement le siège d'une tumeur analogue, mais moins grosse. Cela n'aurait rien d'étonnant, car on sait que cette affection est presque toujours double. On a remarqué aussi que le côté droit est toujours plus sérieusement atteint que le gauche.

On voit, par la lecture de cette observation, combien elle res-semble à la précédente ; même intermittence dans le début du développement et surtout après les ponctions ; même position de la poche à droite de l'utérus ; dans le fond du bassin même qualité du sang extrait des deux poches. La seule différence qui les sépare est le mode d'intervention chirurgicale.

Dans l'une, l'ouverture large de la trompe remplie de sang, le nettoyage parfait de sa cavité, amenèrent un retrait rapide de la poche et une guérison qui n'a pas demandé plus de trois mois.

Dans l'autre, au contraire, les ponctions successives, prati-quées pendant deux ans, n'ont amené qu'une diminution sen-sible de la poche sanguine, mais sans changer l'état douloureux et pénible des règles et sans améliorer l'état de souffrance de la malade. Le traitement par les ponctions a donc été purement palliatif, jusqu'à présent, puisque à chaque règle il se fait un nouvel épanchement de sang dans la trompe.

Il n'est pas douteux, en effet, que chez cette malade le sang des règles ne s'épanche dans la trompe droite dilatée. Le peu d'abondance de l'écoulement menstruel, réduit à quelques gouttes, la ponction de la poche, la nature du sang extrait par les ponctions démontrent formellement ce diagnostic.

Quand j'ai commencé à ponctionner cette malade, en janvier 1884, j'avais encore peu l'habitude de la chirurgie abdominale, et surtout j'avais entendu rarement parler d'intervention profonde par la laparotomie pour des cas semblables. Aussi je proposais bien timidement à la malade une intervention plus radicale. J'espérais obtenir un retrait de la poche contenant du sang par des ponctions successives. Malgré mon espoir et ma persévérance, je n'ai presque rien obtenu, et nous nous trouvons en présence d'un état à peu près semblable à celui qui a précédé la première ponction.

Il est donc probable que, cédant à mes sollicitations et agissant dans son intérêt, la malade se résoudra à une opération plus radicale. Celle-ci consistera soit dans l'ablation totale de la région malade, si les adhérences ne sont pas trop indélébiles, comme dans ma première observation ; soit dans l'ouverture large et le drainage de la poche, comme dans ma seconde observation.

En résumé, j'ai voulu montrer, par l'étude de ces trois malades, et de celles dont j'ai publié l'histoire dans ma première communication à l'Académie, que les affections inflammatoires des trompes avec leurs variétés, salpingite, hémato-salpingite, pyosalpingite, rentrent pour la plupart dans le domaine de la chirurgie. Les nombreux cas publiés à l'étranger et en France prouvent que le succès vient presque toujours couronner cette tentative, qui consiste à enlever les annexes de l'utérus malade à divers titres.

On ne pouvait attendre, dans aucun des cas dont j'ai parlé ici, une guérison spontanée ; ou bien celle-ci aurait demandé des années. Mais, pendant ce temps, les malades courent des risques nombreux causés par des ruptures spontanées ou accidentelles dans le péritoine, les abcès chroniques, la cachexie envahissante. Enfin, il faut compter avec le genre de vie intolérable qui est le résultat de cette douleur et de ces malaises perpétuels, lequel met ces malades dans un état précaire que nous connaissons tous.

J'ai donc la conviction que l'intervention chirurgicale dans des cas semblables est justifiée par la maladie profonde de ces organes devenus inutiles, et qu'elle sera bientôt considérée comme une des belles conquêtes de la chirurgie.

N. B. La malade de l'observation III a été opérée le 5 novembre 1887. La trompe volumineuse remplie de sang et de caillots fut enlevée avec difficulté. La malade est actuellement guérie. Cette observation ainsi complétée sera publiée dans un prochain mémoire.

PARIS. — TYPOGRAPHIE A. HENNUYER, RUE DARCET, 7.

113